DE LA

TRANSFUSION DU SANG

DÉFIBRINÉ

NOUVEAU PROCÉDÉ PRATIQUE

PAR

LE Dr L. DE BELINA

Médecin aide-major au 119e régiment de ligne
Lauréat de la Faculté de médecine de Paris (prix Barbier)
Ancien chef de clinique
Ancien professeur agrégé à la Faculté de médecine de Heidelberg

---

PARIS

ADRIEN DELAHAYE, LIBRAIRE-ÉDITEUR

PLACE DE L'ÉCOLE-DE-MÉDECINE

1871

DE LA

TRANSFUSION DU SANG

DÉFIBRINÉ

PARIS. — IMPRIMERIE DE É. MARTINET, RUE MIGNON, 2.

DE LA

TRANSFUSION DU SANG

DÉFIBRINÉ

NOUVEAU PROCÉDÉ PRATIQUE

PAR

LE Dr L. DE BELINA

Médecin aide-major au 119e régiment de ligne
Lauréat de la Faculté de médecine de Paris (prix Barbier)
Ancien chef de clinique
Ancien professeur agrégé à la Faculté de médecine de Heidelberg

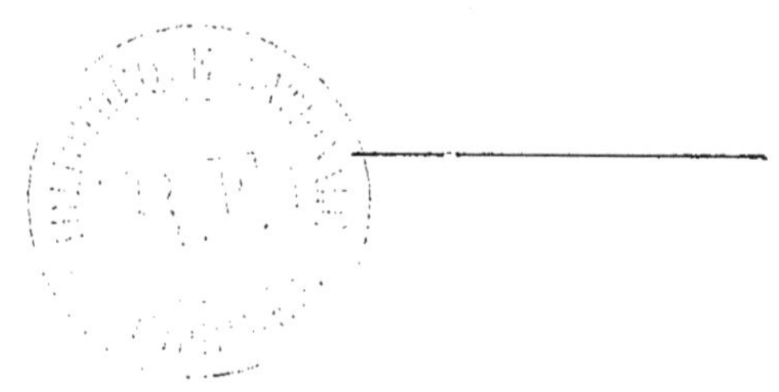

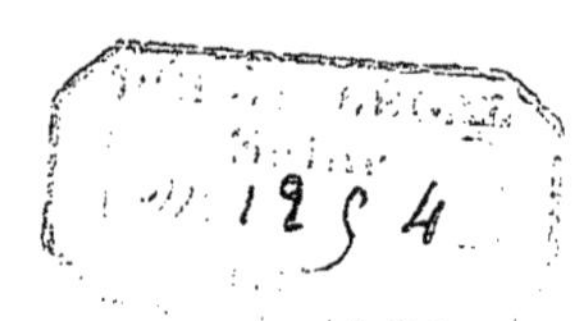

PARIS

ADRIEN DELAHAYE, LIBRAIRE-ÉDITEUR

PLACE DE L'ÉCOLE-DE-MÉDECINE

1871

A

M. Le Bon H. LARREY

Inspecteur, président du Conseil de santé des armées
Membre de l'Institut (Académie des sciences)
de l'Académie de médecine et de la Société de chirurgie
Commandeur de la Légion d'honneur, etc.

INTRODUCTION

C'est à Paris, le 15 juin 1667, que Jean Denis pratiqua pour la première fois en France la transfusion du sang sur l'homme. Cette opération excita d'abord de grandes rumeurs dans la ville et devint un sujet de discorde parmi les médecins. Deux partis se formèrent : les *transfuseurs* et les *antitransfuseurs*. Lamartinière, l'athlète des antitransfuseurs, écrivit un grand nombre de brochures verbeuses qu'il envoya aux ministres, aux magistrats, aux membres influents du clergé, aux grandes dames, à l'univers tout entier, et dans lesquelles il déclarait la transfusion une opération barbare, *sortie de la boutique de Satan*, et Denis un bourreau. Denis, de son côté, traita son adversaire de jaloux, d'envieux, de *misérable arracheur de dents du pont Neuf*, etc. La cour et la ville prirent bientôt parti dans cette querelle, si bien que le 17 avril 1668 une sentence rendue au Châtelet défendit, sous peine de prison, de faire la transfusion du sang sur l'homme.

Vers la même époque (1668), des savants étrangers, Lower et King en Angleterre, Riva et Manfredi en Italie,

Kaufmann et Purmann en Allemagne, pratiquèrent plusieurs fois la transfusion sur l'homme (1).

Mais depuis la fameuse sentence du Châtelet, cette opération cessa d'être pratiquée, non-seulement en France, mais dans les pays étrangers, et tomba pour longtemps dans le discrédit et dans l'oubli, d'où la sortit James Blundell au commencement de ce siècle.

Le premier, en effet, ce savant réussit à rendre cette opération pratiquement utile en lui donnant une base physiologique plus solide, et en inventant une méthode opératoire plus sûre.

A l'occasion de la mort d'une jeune femme qui avait succombé à une métrorrhagie par suite de couches, il fit de nombreuses expériences sur les animaux, et, par induction, il trouva qu'on peut se servir avec succès du sang de l'homme pour la transfusion, et que ce sang conserve ses propriétés révivifiantes, même vingt-cinq minutes après avoir été mis en contact avec l'air.

Sans se laisser décourager par quelques tentatives malheureuses, Blundell pratiqua avec Doubleday, en septembre 1825, l'opération de la transfusion avec le plus grand succès sur une accouchée qui était à la dernière

(1) Paul Scheele a réuni dans son ouvrage : *Die Transfusion des Blutes und Einspritzung der Aerzeneien in die Adern* (Kopenhagen, 1802 und 1803, 2 vol.), tout ce qui avait été écrit sur la transfusion jusqu'à la fin du XVIIIe siècle, et a fait un historique complet de cette opération depuis les temps les plus reculés jusqu'à cette époque.

période de l'agonie (1). De concert avec Uwin (2) et Waller (3), il réussit de même par sa méthode à sauver la vie à deux accouchées.

Les membres de la *Medical and chirurgical Society* de Londres soulevèrent plusieurs objections contre la transfusion ; toutefois les résultats heureux obtenus ultérieurement par Doubleday, Waller et plusieurs autres médecins finirent par accréditer en Angleterre la pratique de cette opération, surtout dans les cas de métrorrhagies intenses des accouchées.

A peu près à la même époque, plusieurs hommes éminents, en France et en Allemagne, s'appliquèrent à l'étude de la transfusion et cherchèrent à soumettre cette méthode thérapeutique à un examen scientifique précis.

Dumas et Prévost (1821) surtout se livrèrent à des recherches restées célèbres. Ces deux expérimentateurs démontrèrent que les globules du sang n'offraient pas la même forme dans les diverses espèces d'animaux ; ils prouvèrent de plus qu'il suffit quelquefois d'injecter dans les veines d'un animal des globules du sang d'un animal d'une autre espèce, pour que le premier meure rapidement, comme s'il eût été soumis à l'action d'un violent poison. Cependant, d'un autre côté, ces deux savants réus-

(1) Blundell, *Researches Physiological and Pathological on Transfusion of Blood*. Lond., 1824.

(2) *The Lancet*, vol. IX, p. 205, november 1825.

(3) *Medico-Chirurgical Review*, vol. VIII, 1826.

sirent à ranimer des animaux près de périr par suite d'excessives hémorrhagies, en leur injectant dans les veines du sang pris sur un animal de la même espèce. Malgré ce dernier résultat, leur conclusion fut que la transfusion sur l'homme devait être ajournée jusqu'au moment où les principes actifs du sang seraient mieux connus (1).

Quatorze ans plus tard (1835-1838) Bischoff se livra à une série d'expériences dont les résultats pour la science furent ces faits importants : que les globules rouges sont les principes révivifiants du sang ; qu'ils ne sont pas altérés par le battage, et, qu'au contraire, il faut défibriner le sang pour éviter l'introduction des caillots dans le torrent circulatoire et par conséquent pour l'employer avec plus de chances de succès ; enfin que le sang ne peut être utilement employé que d'une espèce à la même espèce, mais que, toutefois, le sang d'une espèce différente n'empoisonne que lorsqu'on emploie du sang veineux et non artériel. Bischoff présume, sans l'affirmer, que, dans ces cas, l'empoisonnement est dû à l'écume mêlée de caillots qui se trouve dans le sang veineux (2).

Les nombreuses expériences d'un illustre médecin américain, aujourd'hui professeur à la Faculté de médecine de Paris, Brown-Séquard, publiées en 1855 et en 1857, jetèrent un nouveau jour sur cette intéressante question de

(1) *Annales de chimie*, vol. XVIII, p. 294 ; *Bibliothèque universelle de Genève*, vol. XVII, p. 186.

(2) Muller's *Archiv*, Bd. II, 1835, p. 360, et Bd. V, 1838, p. 352.

la transfusion. Ces expériences de l'éminent physiologiste démontrèrent que l'efficacité du sang employé dépend de la quantité et de la nature des gaz qu'il contient ; que le sang veineux a la même force révivifiante que le sang artériel, si on le rend rouge par l'introduction de l'oxygène ou si on l'injecte assez lentement pour lui permettre de se décarboniser dans les poumons ; qu'au contraire, le sang artériel agit comme poison si on le change en sang veineux sous l'influence de l'acide carbonique ; que c'est alors que l'intoxication et la mort peuvent se produire au milieu d'accidents nerveux très-violents provoqués principalement par l'action délétère de l'acide carbonique (1).

En 1863, Panum étudia les objections faites par certains médecins contre l'usage du sang défibriné, et le résultat de ses recherches fut la confirmation des opinions de Bischoff et de Brown-Séquard. Il prouva que le sang défibriné possède la même force révivifiante que le sang non défibriné, et que, pour ce motif, on devait, dans la pratique, donner la préférence au premier pour éviter les accidents résultant de l'introduction de caillots dans la circulation. Panum resta convaincu qu'on ne doit transfuser à un individu que le sang d'un individu de la même espèce, et démontra que le sang transfusé dans ces condi-

(1) *Comptes rendus de la Société de biologie*, 1849, 1850 ; *Comptes rendus de l'Académie des sciences*, 1851, 1855, 1857, et *Journal de la physiologie de l'homme et des animaux*, t. I, 1858.

tions remplace absolument le sang normal, en subit toutes les lois et en remplit toutes les fonctions (1).

Nous n'avons pas la prétention de vouloir faire dans cet aperçu rapide l'histoire complète de la transfusion, nous avons voulu seulement rappeler les principales étapes de ses progrès.

En effet, bien d'autres auteurs se sont occupés de cette intéressante question, et nous trouvons dans diverses publications des cinquante dernières années un grand nombre d'observations de transfusions pratiquées dans différents pays.

Ces observations ont été recueillies par Routh (2), Soden (3), Martin (4), Blasius (5), Goulard (6), Oré (7), Landois (8) et Marmonier (9). Le premier, nous les avons réunies, au nombre de 175, dans un travail statistique publié dans les *Archives de physiologie* (10).

(1) Panum, *Experimentelle Untersuchungen über die Transfusion, Transplantation oder Substitution des Blutes*, etc., dans Virchow's *Archiv*, XXVII, p. 249 et 250.

(2) *Medical Times for August*, 1, 1840.

(3) Tableau de Soden dans les *London Medico-chirurgical Transactions*, 1852, vol. XXXV, p. 413.

(4) Martin, *Ueber die Transfusion bei Blutengen Neuentbundener*, Berlin, 1854.

(5) *Deutsche Klinik*, Beilage, 1863, n° 11.

(6) Goulard, Thèse de la transfusion du sang. Paris, 1860.

(7) Oré, *Études sur la transfusion du sang*. Paris, 1860.

(8) *Wiener med. Wochenschrift*, 1867. Beilage zu n° 59.

(9) Marmonier, *De la transfusion du sang*. Paris, 1869.

(10) L. de Belina, *Tableau statistique de 175 opérations de la transfu-*

Depuis quatre ans, du reste, nous nous sommes livré, dans le laboratoire d'Helmholtz, à des expériences physiologiques et thérapeutiques; nous avons ensuite expérimenté sur l'homme.

Mais, dès le début de nos recherches, une chose surtout nous frappa: l'insuffisance des procédés opératoires et des instruments employés jusqu'à ce jour. Nous avons donc cherché à perfectionner le procédé et nous avons été assez heureux pour construire un appareil qui remplît toutes les conditions requises pour pratiquer cette opération avec la plus grande chance de succès (1).

Les expériences faites à l'aide de notre appareil, nous les avons répétées à l'École pratique de la Faculté de médecine devant une commission nommée par l'Académie et composée de MM. Jules Béclard et Paul Broca, dans le laboratoire que M. le professeur Longet avait gracieusement mis à notre disposition.

Nous avons offert à plusieurs médecins et chirurgiens des hôpitaux de Paris d'expérimenter la transfusion à l'aide de notre appareil sur des malades choisis par eux, et jusqu'ici nous n'avons pas encore eu l'honneur d'obtenir ce que ces messieurs s'empressent d'accorder chaque jour à certains fabricants d'instruments.

sion du sang pratiquées depuis 1819 *jusqu'à nos jours*, dans les *Archives de physiologie*, mai 1870, n° 3, p. 355.

(1) La Faculté de médecine de Paris, sur un rapport de la Commission composée de MM. Richet, Laugier, Sappey, Pajot et Baillon, a accordé le prix Barbier à notre instrument.

Le lecteur ne s'étonnera donc pas si nous ne rapportons que trois observations personnelles, dont une a été recueillie dans la clinique d'accouchements d'Heidelberg, et les deux autres dans la clientèle civile.

Les expériences concluantes auxquelles nous nous sommes livré sur les animaux dans l'asphyxie et l'infection putride d'une part, et d'autre part les résultats heureux obtenus en clinique, non-seulement dans les cas d'anémie post-hémorrhagique, mais encore dans l'asphyxie et l'éclampsie, démontrent d'une manière incontestable l'importance de la transfusion comme moyen thérapeutique, et ouvrent un vaste champ aux expérimentateurs futurs qui profiteront des faits acquis.

I

PHYSIOLOGIE

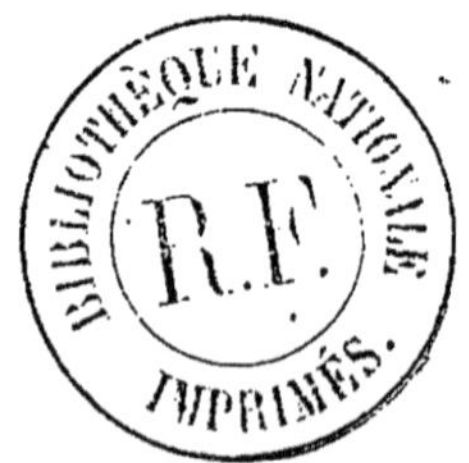

Des expériences nombreuses pratiquées sur des animaux, et des observations cliniques figurant au tableau statistique que nous avons publié (1), il résulte un certain nombre de faits désormais acquis, qui sont de la plus grande importance aussi bien pour la physiologie que pour la médecine pratique.

I. — *Le sang, recueilli et mis en contact avec l'air à une température moyenne, reste invariable dans ses parties constituantes histologiques et conserve ses propriétés chimiques pendant deux ou trois heures.*

Nous ne chercherons pas à fixer le moment où commence la coagulation du sang, pas plus que la vitesse avec laquelle il se coagule; ce sont des phénomènes très-variables et qu'il est impossible de bien préciser. Nous le ferons d'autant moins, que nous nous servons avec succès de sang défibriné, évitant, par là, le risque de la coagulation.

Deux ou trois heures après qu'on a tiré le sang de la veine et qu'on l'a recueilli dans un récipient à l'abri de tout contact de l'air, il se produit toujours un changement

(1) Voyez *Archives de physiologie*, loc. cit.

dans la proportion des gaz. Ainsi il se présente toujours un excès d'acide carbonique pour remplacer l'oxygène consumé. Les analyses exactes que A. Schmidt a faites sur le sang des chiens ont démontré qu'au bout de deux heures, à une température de 37 à 40 degrés, le sang avait perdu 0,36 d'oxygène et gagné un excès d'acide carbonique de 2,19. Au bout de quatre heures, il avait perdu 0,71 d'oxygène et acquis 3,01 d'acide carbonique (1). Même en maintenant le sang à la température de zéro, ce changement se produit toujours, quoique plus lentement (2).

Le mieux est de se servir du sang aussitôt qu'on l'a obtenu, après l'avoir défibriné et filtré; cependant on peut le conserver pendant un assez long temps à une température basse et s'en servir ensuite avec succès, après l'avoir réchauffé à la température du corps.

II. — *Les globules rouges saturés d'oxygène sont le principe révivifiant du sang. La fibrine n'est pas une partie essentielle. C'est pour la sécurité de l'opération en évitant l'introduction de caillots dans la circulation que l'on doit préférer le sang défibriné à celui qui contient encore sa fibrine.*

Les expériences de Dumas et Prévost, qui ont été répétées par Bischoff et Brown-Séquard, ont démontré que l'eau ou le sérum chauffés même à 30 degrés, si on les oxygène par l'agitation et qu'on les introduise dans la circulation d'un animal exsangue, le font périr dans les con-

(1) *Berichte über die Verhandlungen der königlich Sächsischen Gesellschaft der Wissenschaften*, zu Leipzig, 1867; Math. phys. Classe, I, II, p. 52.

(2) *Ibid.*, p. 49.

vulsions. Si, au contraire, on injecte à l'animal du sang de la même espèce et chargé d'oxygène, l'animal est révivifié et se rétablit.

Un grand inconvénient, présenté par la pratique précédente, était la coagulation du sang dans les tubes de l'appareil. De là résultait, ou l'impossibilité de pratiquer la transfusion, ou un danger plus grand encore, celui d'introduire des caillots dans la circulation, et par conséquent d'amener la mort. Panum a démontré dans ses recherches que, si les caillots introduits sont d'un volume assez considérable, la mort peut arriver pendant ou tout de suite après l'opération par l'obstruction de l'artère pulmonaire. Si la mort n'est pas immédiate, elle peut survenir consécutivement par une embolie produite par le dépôt des caillots dans un endroit quelconque de la circulation (1).

A cause de cela, le résultat le plus important, au point de vue pratique, des expériences de Brown-Séquard et de Panum, est d'avoir démontré que l'on peut employer avec le plus grand succès le sang défibriné pour la transfusion, et que la fibrine n'est pas une partie essentielle du sang. Cette fibrine peut donc être retranchée impunément: elle est reproduite en quarante-huit heures, et son absence n'a aucune influence sur la quantité d'urée évacuée (2).

Bien plus, l'emploi du sang défibriné a l'avantage, par l'opération même que l'on fait subir au sang pour le défibriner, de rendre à celui-ci l'oxygène en le débarrassant de l'acide carbonique.

Les premières observations sur l'emploi du sang défibriné ont été faites dans des cas tellement défavorables, que le

(1) Panum, *Experimentelle Untersuchungen über die Transfusion Transplantation. oder Substitution des Blutes*, etc., dans Virchow's *Archiv*, XXVII, p. 249 et 250.

(2) *Ibid.*

résultat malheureux des opérations a fait condamner momentanément l'emploi du sang fibriné, quoique le résultat ne fût dû qu'à la maladie et non au remède. Nous pouvons cependant présenter un nombre considérable de cas où la transfusion a été opérée avec du sang défibriné et où l'on a obtenu les meilleurs résultats, quand l'opération a été pratiquée à propos (1). Voici la manière de procéder. On défibrine le sang en le battant avec une baguette de verre tordue en spirale. Un morceau de bois ou de baleine peut être employé en cas de nécessité; mais on ne peut alors être sûr d'une pureté absolue, et aussi on ne doit jamais employer deux fois le même morceau de bois ou de baleine. Quant à la durée, cinq ou six minutes suffisent pour la défibrinisation parfaite d'une quantité de sang variant entre 200 et 300 grammes. Pour filtrer, on prend un morceau de laine fine d'une propreté irréprochable et qu'on rince préalablement dans de l'eau pure. On plie ce morceau de laine en deux et on l'imbibe d'eau chaude avant de passer le sang.

On a essayé aussi de se servir d'agents chimiques pour empêcher la coagulation du sang, ou du moins pour la retarder. Ainsi Neudörfer (2) recommande d'ajouter à 120 grammes de sang 2 grammes de bicarbonate de soude dans 30 à 45 grammes d'une solution d'albumine ou de l'eau sucrée. Mais il est bien difficile de se rendre un compte exact de l'influence de pareilles substances sur le sang, et, quoi qu'en dise Neudörfer, comme il est impossible de s'assurer si ces substances sont éliminées par les urines, il vaut mieux s'abstenir de les employer.

(1) Voyez dans notre tableau statistique les numéros 81, 83, 105, 124, 136, 137, 142, 143, 152, 156, 159, 161.

(2) Neudörfer, *Handbuch der Kriegschirurgie*. Allg. Theil. Anhang, p. 144 et 145 (Leipzig, 1867).

III. — *Le sang défibriné d'une espèce, transfusé à un individu de la même espèce, peut, par la transfusion, révivifier le système nerveux affaibli par la perte du sang : il remplit toutes les fonctions du sang primitif normal et en subit toutes les lois physiologiques. De la même façon, on peut combattre une altération du sang en pratiquant une déplétion préalable et remplaçant le sang vicié par du sang sain.*

La plupart des opérés, quand ils avaient leur connaissance, ont déclaré avoir ressenti une agréable chaleur, se dirigeant, à partir de l'endroit de l'injection, vers l'épaule et le cœur; dans quelques cas même, par tout le corps. Chez ceux qui n'avaient pas leur connaissance, elle est revenue immédiatement ou quelques heures après la transfusion; le malade semblait se réveiller d'un profond sommeil : les yeux morts se ranimaient, la température du corps augmentait (1), le pouls à peine sensible devenait plein et fort, et même un pouls absent tout à fait recommençait à se faire sentir.

(1) Frese a fait beaucoup d'expériences dans le laboratoire physiologique du professeur Kühne sur la transfusion en ce qui touche les diverses phases de la température. Il est arrivé aux conclusions suivantes : 1° La transfusion d'une petite quantité de sang jusqu'à un dixième de la masse entière ne produit aucune augmentation sensible de température. 2° La transfusion d'une grande quantité de sang sain (un quart à trois quarts), précédée d'une saignée proportionnelle, produit constamment une augmentation fébrile de la température. 3° Une saignée simple produit aussi une augmentation de température après un abaissement préalable. Frese croit que cette action pyrogénétique de la saignée vient de ce qu'après cette saignée il entre dans la circulation une trop grande quantité d'éléments de décomposition physiologique. Cette action pyrogénétique se produit ici de la même façon que celle qui résulte, comme on le sait, d'une décomposition inflammatoire et putride. (Voy. Virchow's *Archiv*, t. XL, p. 302-304.)

On a longtemps discuté la question de savoir si le sang transfusé agit seulement comme stimulant sur les parois des vaisseaux et le cœur, ou s'il reconstitue véritablement le sang perdu. Les expériences de Brown-Séquard qui démontrent que si l'on injecte du sang dans un muscle, celui-ci recouvre sa contractilité perdue; l'expérience de Schiff sur un cœur de grenouille qui recommence à battre, quand on y introduit de nouveau le sang qui en avait été retiré; les observations cliniques d'anémies traitées avec succès par la transfusion ; tous ces faits sembleraient plaider en faveur de cette opinion : la transfusion ne fait qu'exciter les organes de la circulation près de s'éteindre et donne à l'organisme le temps de réparer la perte.

D'un autre côté, des expériences nombreuses faites sur des animaux qu'on a laissés plusieurs jours et même quatre semaines sans manger, mais sur lesquels on pratiquait de temps en temps des transfusions de sang, prouvent d'une façon irréfutable qu'en dehors de l'excitation, il se produit une véritable reconstitution de la substance perdue.

Quant à la quantité de sang à transfuser pour obtenir un succès, nous avons essayé de la déterminer en dressant le tableau suivant, qui comprend soixante-dix-neuf observations de transfusion suivies de succès, et dans lequel la quantité de sang transfusé a été déterminée.

QUANTITÉ de sang injecté.	OPÉRATEURS.	NOMBRE DE CAS. Sang avec fibrine.	Sang sans fibrine.
gr.			
30	Normann et Ormond, de Belina.	1	1
60	Klett et Schraegle, Kilian, Greenhalgh, Fhorne, Simon Thomas, Hegar.	6	
60 à 75	Kilian, Berg.	2	
75 à 90	Berg, Klett.	2	
90	Kilian, Marmonier.	2	
90 à 120	Blundell, Albanese (3 cas).	1	3
120	Blundell et Waller, Ralph, Jewell, Douglas, Fox, Savy, Goudin, Bird, Ingleby, Healay, Brown, Mosler, Philpott, Blasius, Michaux, Gentilhomme.	14	1
120 à 150	Kilian, Martin.	2	
150	Barton, Brown, Turner.	2	
150 à 180	Lane.	1	
180	Devay et Desgranges, Sacristan, Waller et Doubleday.	3	
180 à 210	Martin et Badt, Orlowski et Rogowicz.	1	1
210	Polli, de Belina.	...	2 dans le 2e cas déplétion de 420 gr.
210 à 240	Schneemann.	1	
240	Doubleday, Waller, Blundell, Kwasnicki, Mader.	3	2
270	Masfen.	1	
270 à 300	Martin.	1	
300	Uterhart, de Belina.	...	2
300 à 360	Brigham, Bickersteth, Higginson, Roussel, De Cristoforis.	4	1
360	Blundell et Uwins, Higginson (2 cas), de Nussbaum (3 cas).	3	3
360 à 390	Walton.	1	
360 à 450	Bauner.	1	
420	Blundell et Doubleday.	1	
450	Clement, Howel, Davis et Doubleday, de Nussbaum.	3	
480	Pritchard et Clarke.	1	
540	Wheatkroft.	1	
600	De Cristoforis.	1	
660	Richard Oliver, Greaves et Wallèr, Wheatkroft.	3	
720	De Nussbaum.	...	1

Quoique, dans quinze cas, et par conséquent le plus fréquemment, la quantité de 120 grammes ait été employée avec succès, on peut voir cependant que la quantité du sang transfusé varie de 30 à 720 grammes. Ces écarts sont trop grands pour que nous puissions établir une moyenne juste représentant la quantité nécessaire pour obtenir un succès. Toutefois des nombreuses observations faites dans les cas d'hémorrhagie, il résulte qu'on n'a pas besoin de remplacer le sang perdu par une égale quantité de sang nouveau pour ranimer le malade. D'un autre côté, le tableau précédent montre que le succès ne dépend pas de quantité de sang transfusé, mais bien des circonstances particulières à chaque cas. Ce sera donc au médecin à apprécier la quantité de sang à employer dans un cas donné.

Outre les cas d'anémie aiguë produite par une perte considérable de sang, compliqués d'insensibilité complète avec syncope, cessation de la respiration et des battements du cœur, où la transfusion a été employée avec succès, on a encore essayé de combattre à l'aide de cette opération plusieurs maladies qui ont pour principe une altération du sang, telles que l'anémie chronique, l'empoisonnement par l'oxyde de carbone, l'éclampsie, l'asphyxie des nouveau-nés, l'épilepsie, le scorbut, et même, dans un cas de leucocythémie, on a obtenu une amélioration passagère.

Eulenburg et Landois ont obtenu, dans leurs expériences sur des animaux, des effets favorables de la transfusion déplétorique. Ils ont expérimenté dans des cas d'empoisonnement par l'acide carbonique, le chloroforme, l'éther, la morphine, l'opium, la strychnine, et ils recommandent l transfusion comme le remède le plus sûr.

Pour prouver qu'on peut se servir de la transfusion dans l'asphyxie, j'ai fait, dans le laboratoire de M. Longet, le 19 mars 1870, avec l'assistance de MM. Carville, Laudowski et Zebrowski, l'expérience suivante : Deux chiens de même taille et de même force furent placés dans un réservoir rempli de gaz d'éclairage : au bout de quinze minutes, ils ne donnaient presque plus signe de vie ; la respiration avait cessé complétement, et les battements du cœur étaient à peine perceptibles. Les retirant alors, et en abandonnant un à lui-même, je pratiquai sur l'autre une transfusion de 200 grammes de sang défibriné et filtré pris sur un troisième chien. Le premier a succombé, tandis que le second s'est ranimé et reste en parfait état.

J'ai répété cette expérience, avec le même résultat, devant MM. Béclard et Broca, le 27 mars 1870.

Pour déterminer si l'on ne pouvait pas employer avec succès la transfusion dépléthorique dans la pyohémie, la fièvre puerpérale et la diphthérite, j'ai pratiqué la transfusion sur des animaux que j'avais mis, par l'infection putride, dans un état maladif analogue, et j'ai obtenu des résultats favorables.

J'ai fait ces expériences sous la direction du professeur Helmholtz, et avec l'assistance bienveillante d'un collègue, le docteur Vietz. Je vais donner ici une description abrégée de ces expériences.

Le 25 janvier 1868, j'injectai dans la veine crurale d'un chien adulte de taille médiocre 12 grammes du sang décomposé d'une accouchée, après avoir étendu ce sang d'eau et l'avoir filtré à travers une toile. Aussitôt après l'injection, la respiration se souleva, et il se produisit un tremblement et des frissons ; les pupilles ne changèrent point. Au bout d'un quart d'heure, l'animal revint à lui et se mit à courir languissamment autour de la pièce où il se trouvait ; au bout d'un second quart d'heure, il se coucha tranquillement sur le ventre, les jambes de derrière étendues et dans un état de prostration complète.

Le 26 janvier, l'animal parut alerte et mangea comme d'habitude ; les défécations étaient normales, la plaie suppurait fortement; de la gueule s'échappait une odeur fétide.

Le 27 janvier, la plaie suppurait très-peu; de la gueule s'échappait la même odeur.

Le 28 et 29 janvier, même état.

Le 30 janvier, je tirai au chien 60 grammes de sang, que je défibrinai et que j'injectai dans la veine jugulaire d'un chien de petite taille et très-délicat, à qui j'avais préalablement tiré 45 grammes de sang. Je défibrinai ces 45 grammes de sang et les injectai au premier chien malade.

Chez le petit chien, aussitôt après l'injection de ce sang en apparence si peu infecté, il se produisit de violentes convulsions. La respiration et le pouls devinrent plus forts, les pupilles commencèrent peu à peu à se dilater; quelques minutes après, les globes des yeux mêmes sortaient de leurs orbites. L'animal se mit sur le ventre et trembla d'une façon continue. Cet état persista les jours suivants; l'animal ne voulut point manger et s'amaigrit visiblement.

Chez l'autre chien, la plaie de la cuisse commença à se fermer; l'état général ne se modifia pas. Pour que les symptômes d'infection se manifestassent plus clairement, j'injectai dans l'artère crurale gauche du chien qui me paraissait le plus vigoureux 12 grammes de pus d'une odeur infecte et étendu d'eau et filtré. Pendant l'injection, il se produisit de faibles convulsions tétaniques; la respiration et le pouls augmentèrent. Après qu'on eut délié le chien de la planche où il était attaché, il sauta à bas et resta pendant une demi-minute tout effaré, comme s'il voulait s'enfuir, puis il se coucha sur le ventre et commença à trembler; le tremblement se manifestait à la peau et dans quelques parties des muscles.

Le 7 février, l'état des deux chiens était le même; l'appétit était faible, le tremblement et les frissons persistants, quoiqu'à un plus faible degré chez le petit chien. Les défécations étaient pour la plupart sphériques et assez humides.

Cet état persista pendant plusieurs jours. Les plaies suppuraient beaucoup et se couvrirent d'une couenne diphthéritique. Lorsqu'on ouvrait la porte du chenil, il s'en échappait une odeur pestilentielle.

Le 12 février, je pratiquai sur les deux chiens la transfusion déplélhorique. Au grand chien, je fis une saignée de 90 grammes; au petit, j'en fis une de 30 grammes, et j'introduisis à l'aide de mon appareil, par la même ouverture de la veine jugulaire, au premier 120 grammes, à l'autre 60 grammes du sang défibriné de deux chiens bien portants de la même espèce et d'une taille ordinaire.

Pendant l'opération, le grand chien vomit, certainement par suite d'une injection trop précipitée. Le petit chien ne vomit que deux heures après une masse considérable de mucosités. L'état des deux chiens s'améliora sensiblement, mais seulement pour peu de temps : les plaies anciennes et nouvelles suppurèrent extraordinairement les jours suivants; elles ne montraient point de tendance à la cicatrisation et avaient l'apparence diphthéritique.

Je répétai la transfusion le 18 février : je tirai au grand chien 60 grammes de sang et lui en introduisis 90 grammes; au petit chien, je me bornai à faire une transfusion de 60 grammes. J'opérais avec le sang défibriné de deux chiens bien portants. J'injectai le plus lentement possible, et les vomissements ne se produisirent pas; seulement, je remarquai des inspirations profondes et de fortes contractions du cœur. Aussitôt après l'opération, on put constater chez les deux chiens une vivacité frappante. Les jours suivants, l'état continua à s'améliorer, et les plaies commencèrent à s'assainir.

Le 28 février et le 16 mars, je répétai encore la transfusion de 90 grammes chez le grand chien et 45 chez le petit, sans déplétion; après quoi l'état s'améliora considérablement : les plaies guérirent radicalement une semaine après la dernière opération, et les animaux se rétablirent complétement. Ils sont même devenus plus gros et plus forts qu'auparavant.

IV. — *Le sang des animaux peut révivifier, mais seulement d'une façon passagère, les animaux d'une autre espèce; il se décompose promptement, et, s'il a été injecté en petite quantité, il peut s'éliminer sans inconvénient; mais s'il a été injecté en grande quantité, il peut déterminer la mort.*

Panum (1) a examiné cette question de très-près dans un travail soigné. De ses expériences, il résulte que le sang des ruminants (mouton et veau) injecté dans les veines d'un chien exsangue peut rétablir, mais seulement pour un moment, l'activité des nerfs et des muscles, ainsi que la respiration et la production de chaleur. Pendant l'injection, le sang étranger ne produit pas des symptômes particuliers; mais, après, il est évacué en partie par hémorrhagie et en partie par la décomposition des globules et les sécrétions urinaires. Les produits de la décomposition, dans lesquels on constate l'absence de l'urée, apportent dans l'organisme des troubles graves qui peuvent être supportés si l'on n'a injecté à l'individu qu'une petite quantité de sang étranger, et s'il restait une quantité suffisante de sang primitif; mais si l'on a introduit beaucoup de sang étranger, et que le sujet ait conservé peu du sien, alors survient, ou la mort par extinction, ou la mort avec des symptômes nerveux. On a remplacé un sixième à un septième de la masse du sang par une quantité égale de sang étranger, et cette substitution a amené la mort dans l'espace de trente heures; la même opération sur les trois cinquièmes de la masse du

(1) Panum dans Virchow's *Archiv*, l. c., p. 450 et 451.

sang a amené la mort en trois heures et demie. Sur un neuvième jusqu'à un vingtième de la masse du sang, on n'a produit que de graves accidents pathologiques, sans cependant amener la mort. Ni l'excès d'acide carbonique, ni le manque d'oxygène, ni la trop grande abondance de sang, ni la fibrine même, n'ont pu être ici la cause, ou de la mort, ou des symptômes pathologiques, puisque le sang était défibriné, oxygéné, et que la transfusion avait été précédée d'une déplétion. La seule cause était donc l'introduction du sang d'une autre espèce.

Nous ajouterons ici deux expériences personnelles qui ont donné les mêmes résultats :

1. Je fis à un lapin de grosse espèce une déplétion de 30 grammes de sang, et lui introduisis 45 grammes du sang défibriné d'un chien. Sauf une prostration considérable et une évacuation urinaire de couleur très-noirâtre, il ne se manifesta aucun mauvais symptôme, et l'animal se rétablit en quelques jours.

2. A un autre lapin de la même espèce, auquel je pratiquai, dans l'espace de quelques jours, trois saignées de 15 à 30 grammes chacune, je fis dans la veine jugulaire une transfusion de 60 grammes du sang défibriné d'un veau. Pour un moment, les battements du cœur augmentèrent, la respiration fut plus profonde; cependant l'animal succomba au bout d'une heure et demie dans des convulsions. L'autopsie présenta une infiltration partielle de sang dans les poumons; dans l'estomac et les intestins, des mucosités sanguinolentes et quelques sugillations; la vessie était fortement contractée; les reins étaient noirâtres, hypérémiques; le cerveau était aussi plein de sang, avec quelques petites extravasations; les muscles présentaient une couleur foncée caractéristique.

V. — *La transfusion, si elle est bien exécutée, n'est pas plus dangereuse qu'une saignée.*

Pour exécuter la transfusion dans de bonnes conditions, l'opérateur devra surtout éviter : la présence de corps étrangers venant salir le sang; la formation des caillots; l'introduction de l'air dans le torrent circulatoire; la précipitation de l'injection, et enfin la phlébite.

1. Dans l'ancienne pratique, on se servait souvent de la première seringue venue, dont la propreté ne pouvait être contrôlée; il était dès lors inévitable que le sang ne se salît, et par suite n'entraînât des désordres graves qui ont trop contribué aux cas de mort énumérés dans notre tableau statistique. Même avec le meilleur appareil, il faut apporter les soins les plus scrupuleux pour s'assurer d'une propreté parfaite. Les récipients dans lesquels on recueille le sang, les bâtons de verre avec lesquels on le défibrine, la laine à travers laquelle on le filtre, tout cela doit être d'une propreté irréprochable. Si l'on examine soi-même avec précaution tous les différents instruments nécessaires à l'opération, et si l'on se convainc bien de leur propreté, on peut sûrement éviter l'impureté du sang et les dangers qui en résultent.

2. Nous avons déjà parlé du danger de l'introduction des caillots dans la circulation. L'usage du sang défibriné fait disparaître la plus grande partie de ce danger. Cependant il y a encore deux cas où, même en employant du sang défibriné, des caillots peuvent se former. D'abord si l'on a trop découvert la veine et si l'on se sert de ligatures; ensuite si le sang se refroidit trop dans l'appareil : dans ces deux cas, le sang peut arriver à se coaguler dans la veine. Pour éviter ce danger, on ne doit découvrir la veine qu'au-

tant qu'il est nécessaire pour enfoncer le trocart avec sûreté, c'est-à-dire qu'une incision d'un centimètre est tout à fait suffisante. Puis il ne faut pas mettre de ligatures, et veiller à ce que la température du sang ne s'abaisse pas au-dessous de 20 degrés.

3. Le danger de l'introduction de l'air s'est souvent produit dans des opérations chirurgicales faites à des veines proches du cou, et même on a observé pendant la transfusion deux cas de mort qui n'ont pas eu d'autre cause. Cela a amené à faire de nombreuses expériences sur des animaux. On a injecté de l'air dans leurs veines, et l'on a étudié les effets. J'ai fait moi-même des expériences analogues, et de mes propres expériences, aussi bien que de celles faites jusqu'à présent par d'autres, j'ai tiré les conclusions suivantes.

a. L'introduction d'une quantité considérable d'air dans la petite circulation peut amener une mort subite.

L'air pénètre dans la veine jugulaire, et de là dans le cœur, souvent avec un bruit de gargarisme parfaitement perceptible. Le blessé tombe sans connaissance, et ce n'est que dans des cas rares qu'on peut le ramener à la vie par la respiration artificielle ou d'autres remèdes révivifiants.

Si l'on injecte l'air lentement et par intervalles, la mort arrive plus tard.

L'introduction d'une petite quantité d'air n'amène la mort qu'au bout de plusieurs heures et même de plusieurs jours (1).

(1) Chez un lapin auquel j'ai injecté dans la veine jugulaire de 2 à 3 grammes d'air en trois fois, la mort est arrivée au bout de dix-huit heures.

La mort résulte d'un empêchement mécanique de la circulation dans les poumons, et de l'invasion de l'air dans la partie droite du cœur, et par suite d'une altération dans les fonctions des valvules. L'autopsie montre l'air dans le cœur droit.

b. L'entrée spontanée de l'air dans la circulation ne se produit que si l'on ouvre les veines du cou ou de l'aisselle, et cela par suite des mouvements respiratoires.

En ouvrant les veines des extrémités, l'entrée spontanée de l'air n'est pas à redouter.

c. L'introduction d'une petite quantité d'air dans la circulation, si elle a lieu lentement et loin du cœur, n'est pas dangereuse.

Si l'on emploie un bon appareil et si l'on s'assure bien, avant d'enfoncer le trocart, que tout l'air est complétement expulsé de la canule; si de plus on surveille le niveau du sang dans l'appareil, et, si, dans le cas où il tombe (voyez la figure de la page 25) jusqu'à zéro, on enfonce le stylet dans la canule du trocart, il est alors impossible que l'air entre dans la veine.

Comme, sur l'homme, on opère presque toujours à une veine du bras, l'introduction même de petites bulles d'air n'aurait pas de conséquences graves, comme on peut le voir dans le cas n° 56 de notre tableau, dû à Devay et Desgranges.

4. L'injection trop précipitée peut amener une mort subite. Brown-Séquard a fait des expériences à ce sujet sur des animaux, et il a pu tuer un animal par l'injection précipitée de 30 grammes de sang seulement. Le cœur droit se remplit trop et ne peut plus se contracter. Ce danger peut se manifester très-facilement, si l'on se sert d'une seringue, er, avec cet instrument, il est souvent difficile d'injecter

lentement, et l'injection a lieu par saccades. Mais, à l'aide de notre appareil, pourvu que l'on soit expérimenté, on peut introduire le sang avec toute la lenteur désirée, et par conséquent ce danger est évité.

5. Dans plusieurs cas, on a observé une phlébite à l'endroit de l'injection; cependant cette phlébite a toujours été légère et tous les malades ont guéri. Elle peut se produire, si l'on découvre trop la veine, si l'on met des ligatures et si l'on irrite les parois de la veine pendant le maniement de l'appareil. Comme nous évitons tout cela et même la translation des mouvements de l'appareil sur le trocart, en nous servant d'un tube élastique intermédiaire, ce dernier danger n'est pas grand, et il ne se produit pas à un degré plus considérable que dans une saignée. Par un traitement convenable, on fait facilement disparaître l'inflammation.

En dehors de ces dangers, il se manifeste aussi, chez l'homme comme chez les animaux, certains symptômes désagréables, par exemple des vomissements, des convulsions, des frissons et des maux de tête (1).

Les convulsions et les vomissements surviennent pendant une injection trop précipitée, probablement par suite de l'excitation de l'extrémité des ramifications du nerf vague. Ces accidents disparaissent sans autres mauvais résultats. Les frissons se produisent lorsque la température du sang à

(1) On a même prétendu que la transfusion pouvait communiquer à l'opéré les mauvais instincts ou les infirmités intellectuelles du sujet qui fournit le sang; mais, là-dessus, il n'y a pas d'observations. Que l'on puisse inoculer par la transfusion les vices du sang du sujet qui le fournit à celui qui le reçoit, cela est certain; mais comme nous avons soin de nous assurer de l'état de santé des personnes dont nous employons le sang, nous nous dispenserons d'insister sur ce sujet.

transfuser est trop basse, et cela n'est dangereux que par la production des caillots, qui peut résulter de cet abaissement de température. Les maux de tête se manifestent immédiatement après la transfusion et se dissipent le plus souvent dans les jours suivants.

On le voit, pourvu que l'on soit parfaitement initié à tous les détails de l'opération et qu'on les observe comme il convient, on peut éviter tous les dangers. Nous regardons l'opération de la transfusion comme très-délicate et très-minutieuse, mais nullement comme dangereuse.

II

PROCÉDÉ OPÉRATOIRE

Pour pratiquer la transfusion du sang on s'est servi jusqu'à présent de différentes seringues ne répondant qu'imparfaitement aux conditions physiologiques de cette opération, savoir :

1° Que l'appareil puisse être tenu dans un état de propreté parfaite.

2° Que sa capacité soit suffisante pour contenir la quantité nécessaire de sang et qu'il puisse être manié facilement et avec précision.

3° Qu'il soit possible de conserver au sang la température voulue.

4° Que l'introduction des bulles d'air dans la veine soit rendue impossible.

Les seringues ordinairement employées pour la transfusion se composent d'un cylindre de verre muni des pièces accessoires de métal ou de caoutchouc et d'un piston recouvert de cuir graissé. En fixant au cylindre les pièces accessoires, il reste toujours entre ces parties des rainures. Dans ces rainures s'introduisent toujours de la poussière, de petits morceaux de mastic, et surtout du sang qu'il est très-difficile d'enlever complétement ; ce sang entre en décomposition et peut infecter celui qui servira à une seconde transfusion.

Les pistons sont aussi, à la longue, très-difficiles à conserver dans un état de propreté absolue. Le cuir absorbe toujours un peu de sang ; la graisse devient rance, et du cuir du piston se détachent des matières étrangères qui altèrent facilement le sang et produisent dans les poumons diverses lésions pathologiques, comme des embolies et des abcès. Plusieurs physiologistes prétendent que l'introduction des corps étrangers dans la circulation pourrait être même le point de départ de la formation des tubercules.

L'appareil de M. Mathieu, avec son piston perforé et le tube capillaire de caoutchouc vulcanisé gris, d'un calibre trop mince, est encore plus difficile à bien nettoyer que la plupart des autres seringues. Puis, le caoutchouc perd incessamment des parcelles de soufre qui viennent corrompre le sang. De plus, il est impossible de conserver à celui-ci la température voulue. Et même si c'est du sang défibriné qui ne se coagule pas, il se refroidit à la large surface de l'entonnoir, en traversant la pompe, la tige creuse du piston, le tube de caoutchouc et l'ajutage trop mince ; alors il coagule par sa basse température le sang de la veine, et provoque les accidents graves qui résultent de l'entrée des caillots dans la circulation. C'est ainsi que toutes les opérations faites avec l'appareil de M. Mathieu n'ont eu d'autres résultats que la mort des malades.

Je crois avoir évité tous les inconvénients que je signale dans les autres appareils en construisant le suivant, qui consiste en :

1° Un flacon renversé cylindrique de verre, de 25 centimètres de hauteur sur 5 centimètres et demi de diamètre. Ce flacon se termine à la partie inférieure par un goulot de 4 millimètres de diamètre. Au-dessous de la partie supérieure existe un orifice *b* de 1 centimètre et demi de diamètre. Ce flacon est construit pour contenir 250 grammes de sang de zéro à 250 degrés ; au-dessus de 250 degrés, reste une chambre qui contiendra de l'air.

2° Une pompe à air comprimé, composée de deux ballons de caoutchouc, réunis et se terminant par un tuyau également de caoutchouc. Le premier ballon p, d'environ 5 centimètres de diamètre sur 7 de longueur, est fermé du côté extérieur en r par une soupape qui s'ouvre de dehors en dedans, et, du côté intérieur en o, correspondant au

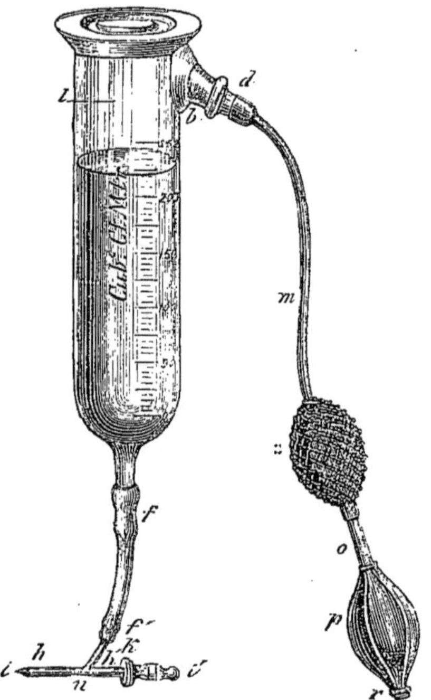

Cet appareil se trouve chez M. Lüer et MM. Robert et Colin, à Paris.

second ballon s, il est fermé par une soupape s'ouvrant en sens inverse. La seconde soupape sert de communication entre le premier et le second ballon ; celui-ci, à l'état de repos, présente une longueur de 7 centimètres et un diamètre de 3 centimètres, qui peut acquérir celui du premier ballon. Il est entouré d'un filet destiné à limiter le degré de distension. Le tuyau *m*, également de caoutchouc, qui termine le second ballon, a 27 centimètres de long sur 4 millimètres de diamètre.

3° Un trocart composé de deux tuyaux d'argent et d'un stylet. Le premier tuyau *f'n*, long de 2 centimètres, se décharge à angle presque droit, avec une légère inclinaison, dans l'autre tuyau *hh'*, long de 5 centimètres. Le diamètre des deux tuyaux est de 2 millimètres environ. Le stylet *ii'*, garni d'un petit manche en forme de bouton, s'ajuste à frottement doux avec le tuyau. La pointe, de forme triangulaire, dépasse de 5 millimètres l'ouverture dudit tuyau. Près de *k* il y a un ressort qui se détend, quand on retire le stylet, dans une rainure située sur la tige de celui-ci, et, de cette manière, empêche qu'on puisse le retirer davantage.

Les trois parties s'ajustent entre elles de la manière suivante :

L'orifice *b* est rempli par un bouchon perforé de caoutchouc, qui lui-même contient une canule d'ivoire ressortant en dehors en forme de bouton. Ce bouton est recouvert avec une gaze épaisse pliée en deux pour arrêter la poussière et les germes organiques en suspension dans l'air. Sur ce bouton s'ajuste l'extrémité du tuyau *m*.

Le goulot *f* du flacon est réuni avec le tuyau du trocart terminé en bouton *f'* par un tube *ff'* de caoutchouc noir, de 12 centimètres de long sur 4 centimètres de diamètre.

Afin d'éviter une trop grande variation dans la température du sang, surtout si l'on est obligé d'injecter très-lentement, et si la température de la chambre du malade n'est pas très-élevée, le flacon peut être muni d'une couverture de laine; on y a ménagé une échancrure qui permet de voir la quantité de sang fournie au malade à l'échelle métrique gravée sur le flacon.

La description de l'appareil terminée, voici comment

on opérera la transfusion. On commence par défibriner le sang à l'aide de baguettes de verre tordu; puis, on le filtre à travers une toile épaisse, et on l'introduit par l'ouverture *b* avec un entonnoir de verre dans le flacon. On ferme l'ouverture *b* avec un bouchon de caoutchouc noir, et l'on place le flacon dans un bain d'eau chauffée à 40 degrés.

Après avoir bandé le bras du malade, comme pour une saignée, on découvre la veine médiane, en pratiquant une incision d'un centimètre de long. On retire le flacon de l'eau, on le sèche; puis, tenant le col en bas, on tire le bouchon de caoutchouc et l'on y introduit la pompe à compression.

On retire alors le stylet jusqu'à *n*, et le sang chasse tout l'air contenu dans le tuyau du trocart dans la direction de communication *f'ni*, qui se rétablit de cette manière. Lorsqu'on s'en est assuré, en voyant couler le sang par l'ouverture du tuyau, il faut remettre le stylet, essuyer le trocart, faire tenir le flacon par un aide, et, après avoir fixé la veine avec la main gauche, y enfoncer le trocart, puis retirer le stylet.

On enlève alors la bande du bras; on fait maintenir le trocart par l'aide; prenant ensuite le flacon de la main gauche, on manie avec la droite la pompe de compression. Chaque pression sur le ballon *p* fait venir environ 20 à 30 grammes d'air dans l'espace *l*; l'air est comprimé au dedans et presse sur le sang. En maniant ce ballon d'une façon suivie et en réglant l'écoulement du sang par l'introduction du stylet, qui peut être ici employé comme un robinet, on parviendra à faire couler le sang dans la veine d'une façon sûre et uniforme.

Beaucoup de chirurgiens sont d'avis que tous les appareils spéciaux et compliqués sont superflus; qu'un bistouri, une pincette et une seringue à lavements, qu'on trouve partout, suffisent pour pratiquer la transfusion. Cette tendance vers une simplicité primitive est déplorable.

Pour résoudre un aussi grand problème, il faut des moyens appropriés. La transfusion du sang est une opération physiologique par excellence ; elle demande conséquemment un appareil qui réponde aux exigences physiologiques.

L'organisme humain est très-compliqué. Tous les matériaux qui arrivent dans le sang passent par tout un système de filtres; l'air même que nous respirons pénètre par un canal dont les poils et la membrane pituitaire retirent la poussière, en même temps que l'air des fosses nasales réchauffe celui que nous aspirons.

Si nous voulons donc remplacer le sang d'un individu par le sang d'un autre, il faut que ce sang passe par un médium convenable à l'état physiologique.

Le temps où l'on voulait tout faire avec un bistouri et une pincette est passé pour la chirurgie. Il y a des opérations qui, en se perfectionnant, deviennent plus compliquées ; et si quelques chirurgiens se plaignent des appareils et des procédés minutieux, beaucoup de malades leur doivent leur salut.

Le perfectionnement, s'il est réel et incontestable, s'il sauve même un seul malade sur cent, est une raison suffisante pour faire adopter l'appareil nouveau et réserver les seringues à lavements à leur usage habituel.

Les trois observations qu'on va lire, et qui nous sont personnelles, ont déjà été publiées dans la *Gazette médicale de Paris*.

III

OBSERVATIONS

I. — *Eclampsie puerpérale dans l'état asphyxique guérie par la transfusion du sang défibriné.*

La fille A. D..., âgée de vingt-trois ans, de taille moyenne, fortement constituée et d'une bonne santé, quoique ordinairement un peu pâle, fut reçue le 6 janvier 1868 dans la clinique d'accouchements de Heidelberg (1). Elle avait toujours eu des règles normales et ne se souvenait pas d'avoir jamais été sérieusement malade.

Deux ans auparavant elle était accouchée d'un enfant vivant et à terme. Lorsqu'elle entra à la clinique, ses règles avaient cessé depuis la fin d'avril 1867; elle ne put déterminer l'époque à laquelle elle sentit remuer l'enfant pour la première fois. Elle déclara toutefois que ces mouvements s'étaient en général peu fait sentir et moins qu'à sa première grossesse.

Au premier examen de la malade, on remarquait un gonflement des paupières inférieures; mais sur le dessus des mains, ainsi que sur toute la partie supérieure du corps, on aurait cherché en vain le même symptôme. En revanche, la partie inférieure du bas-ventre, et les deux pieds, jusqu'au-dessus de la cheville, étaient gonflés et présentaient le caractère d'un œdème assez développé. En poursuivant l'examen, on découvrait : un ventre proéminent, une quantité très-grande de liquide amniotique; le fond de l'utérus s'élevait à trois travers de doigt environ au-dessus de l'ombilic; les batte-

(1) Le professeur Lange, de Heidelberg, a publié ce cas tout au long dans le *Prager Vierteljahrsschrift* (Jubileums-Band), 1868, p. 168 et suiv., et a jeté la lumière sur l'efficacité de la transfusion du sang dans l'éclampsie.

ments du cœur du fœtus étaient perceptibles un peu au-dessous de l'ombilic ; la vulve n'était pas enflée.

L'urine contenait de l'albumine et des dépôts fibrineux. L'hydropisie augmentait rapidement, de sorte que des pieds elle remontait jusqu'à la partie supérieure des cuisses, et bientôt le ventre enfla au point d'acquérir un volume énorme, et l'œdème se montra aussi sur la face dorsale des mains.

Après une nuit très-calme, le 23 janvier, à six heures du matin, elle fut prise des douleurs de l'enfantement. Bientôt après et sans qu'aucun symptôme l'eût fait présager, arrivèrent les convulsions éclamptiques avec le coma qui les suit ; ces convulsions se succédèrent si rapidement, que trois attaques avaient eu lieu avant qu'on eût pu transporter la malade dans la salle des accouchements.

On fit sur-le-champ l'exploration, et l'on trouva que le travail avait commencé ; le col de l'utérus n'était pas encore tout à fait effacé, mais l'orifice était déjà ouvert de 2 centimètres ; l'enfant se présentait par la tête, on ne pouvait découvrir nulle part les bruits du fœtus.

L'urine, obtenue par le cathétérisme, présentait une quantité si énorme d'albumine, qu'en la soumettant à l'action du feu, on la fit se coaguler tout entière. Immédiatement après, la malade, prise de nouvelles douleurs, se jeta, épuisée de fatigue, sur son lit, en poussant un sourd gémissement, et elle ne tarda pas à être en proie à un quatrième accès. Pendant cet accès et le coma qui s'ensuit, la face s'était tuméfiée et était devenue d'un rouge foncé ; la respiration était bruyante et saccadée. Les veines jugulaires étaient fortement gonflées, les carotides battaient violemment ; la température du corps était de 40 degrés ; le pouls donnait 72 pulsations par minute.

Pour hâter l'accouchement, on se servit du colpeurynter, dans lequel on introduisit de l'eau chaude ; cependant on n'arriva au résultat désiré qu'après sept heures d'attente. Pendant une forte douleur, on retira le colpeurynter. L'orifice se présenta alors bien préparé, et la tête de l'enfant était engagée dans l'excavation. Pour terminer plus rapidement l'accouchement, M. le professeur Lange, directeur de la clinique, se décida à rompre les membranes et à extraire la tête au moyen du forceps. Cette opération ne présenta aucune difficulté.

L'enfant était mort et présentait un commencement de décomposition signalé par un détachement léger de l'épiderme.

La délivrance se fit bientôt spontanément; après quoi l'utérus se contracta d'une façon très-satisfaisante et sans perte de sang.

Toutefois l'espérance de voir finir l'éclampsie ne se réalisa pas; car immédiatement après la délivrance, un nouvel accès se déclara. Celui-ci ne le cédait aux précédents ni en violence, ni en durée, et fut, dans l'espace de sept heures, suivi de sept nouveaux accès tout aussi forts et aussi prolongés. Comme l'apparence anémique de la malade et l'œdème, qui venait encore d'augmenter sensiblement sur e dessus des mains, n'étaient pas faits pour encourager à pratiquer une saignée, on se borna à l'emploi de douze sangsues placées sur les tempes et derrière les oreilles, mais sans aucun succès. Il en fut de même de l'application de glace sur la tête, de clystères, de nombreuses injections hypodermiques avec de la morphine dans la proportion d'abord de 0,015, puis de 0,008 de gramme, et des chloroformisations.

Trente-deux attaques en tout, dont sept depuis la délivrance, s'étaient déjà succédé; dix-sept heures s'étaient écoulées depuis l'apparition de l'éclampsie, sans qu'on eût pu faire prendre à la malade le moindre aliment. Depuis le premier accès, elle était sans connaissance. A la suite de ces nombreux et violents accès, épuisée au suprême degré, elle restait plongée dans un état asphyxique des plus profonds. Pas un symptôme qui permît d'espérer une amélioration dans cet état.

Je ne veux point rechercher ici quelles sont les causes déterminantes de l'éclampsie; je ne prétends pas décider la question de savoir à quelle partie constituante de l'urine il faut attribuer l'action toxique sur le sang. Mais il est incontestable pour moi que la rétention de l'urine dans le sang produit, sous l'action de circonstances qui ne sont pas encore bien connues, une intoxication, et que le sang anémique pendant la grossesse et la grande irritabilité des femmes enceintes disposent beaucoup plus à l'intoxication et produisent très-vite les plus dangereux symptômes. Aussi, dans l'état asphyxique de notre malade, la transfusion déplétorique sembla m'offrir seule quelque chance de salut. M. le professeur Lange se rangea à mon avis, et voulut bien me confier l'exécution de cette opération.

On ouvrit au bras gauche de la malade la veine médiane, et

après avoir retiré 420 grammes de sang, on banda la plaie. M. le docteur Vietz consentit à donner son sang, et on lui en retira aussitôt 240 grammes. Le sang fut défibriné, filtré à travers un linge fin plié en deux et tenu prêt dans un bain d'eau à 38 degrés. Après qu'on eut bandé le bras droit de la malade comme pour une saignée, je mis la veine médiane à découvert par une entaille d'un centimètre seulement, et tandis que de la main gauche je maintenais la veine, de la droite j'enfonçai le trocart et retirai le stylet. M. le professeur Lange fixa le trocart, et en même temps j'introduisis le sang de l'appareil dans la veine, jusqu'à ce que, dans l'espace de huit minutes, 210 grammes de sang défibriné eussent pénétré dans les vaisseaux de la malade. Après quoi on retira le tuyau du trocart et l'on pansa le bras comme à la suite d'une saignée.

Dès que la transfusion fut terminée, le pouls fut plus faible et plus fréquent et la respiration plus libre. La cyanose du visage commença à diminuer. Une demi-heure après, à minuit, un trente-troisième accès d'éclampsie eut encore lieu; mais il fut de beaucoup plus faible et beaucoup moins prolongé que les précédents. Ce fut le dernier.

Bientôt après, la malade commença à transpirer par tout le corps; au bout d'une autre demi-heure, sa respiration devint libre, et elle commença à reprendre connaissance, à prononcer à plusieurs reprises, mais indistinctement, les mots : « J'ai soif », et put avaler, toutefois avec peine, l'eau qu'on lui versa.

Bientôt elle s'endormit d'un sommeil naturel, calme, dans lequel elle passa sans se réveiller le reste de la nuit.

Le 24 au matin, la malade eut beaucoup plus de facilité pour avaler, et l'on put lui donner en petite quantité, mais plus fréquemment, tantôt de l'eau, tantôt du bouillon, du lait ou du vin. A l'appel de son nom, elle ouvrait les yeux, mais ne répondait que par un murmure confus aux questions qu'on lui faisait et se rendormait tout de suite après.

Dans la nuit du 24 au 25, la malade, en se réveillant d'un sommeil calme, voulut se lever de son lit pour satisfaire ses besoins naturels. Et comme on l'en empêcha, elle demanda le vase; puis elle se rendormit immédiatement.

Le 25 au matin, elle avait en quelque sorte repris connaissance et ne se plaignit que d'un vertige et de douleurs dans la tête et dans les masséters. Pendant la journée, elle passait la majeure partie du temps à dormir et se réveillait pour prendre de la soupe et des boissons.

Dès lors la convalescence, que rien ne vint troubler, fit des progrès rapides ; bientôt on put passer à un régime plus fortifiant, en y comprenant la bière et le vin, et l'on suspendit toute médication. Le 1er février, la malade demanda à se lever, ce qu'on put lui permettre deux jours plus tard.

Sous l'influence d'une diurèse qui se produisit spontanément, et si copieuse que depuis le 24 janvier jusqu'au 1er février la quantité quotidienne de l'urine monta de 720 grammes successivement à 1 kilo 740 grammes, 2 kilos 10 grammes, 2 kilos 100 grammes et 2 kilos 160 grammes, l'anasarque disparut si rapidement, qu'à cette dernière date on n'en pouvait trouver aucune trace. Ainsi le poids spécifique de l'urine, qui s'élevait, dans la nuit du 23 au 24 janvier, immédiatement après la transfusion, à 1,005, monta bientôt à 1,006, 1,010, 1,014, 1,015 et 1,017. L'albumine de l'urine diminua dans la même proportion, ainsi que le démontra l'analyse que l'on fit chaque jour. Le 1er janvier, jour auquel la diurèse commença à s'amoindrir, l'albumine disparut tout à fait de l'urine.

Le 8 février, les plaies sur les bras étaient aussi complétement guéries, et le 18 du même mois la convalescente, en parfait état de santé et avec un air florissant, quitta la clinique, et se rendit à Maunheim pour y reprendre du service.

D'après des renseignements qu'elle nous a fournis, elle se porte très-bien, et s'occupe de ses travaux domestiques comme précédemment.

II. — *Asphyxie d'un enfant nouveau-né traitée avec succès par la transfusion du sang défibriné.*

Le 12 avril 1869, une dame russe, la baronne de V..., étant dans le huitième mois et demi de sa grossesse, voyageait en chemin de fer. Un choc violent eut lieu pendant un changement de voie près de la station de Carlsruhe. Cette dame fut prise subitement des douleurs de l'enfantement, et à peine fut-elle arrivé à un hôtel voisin de l'embarcadère, que l'accouchement commença. Comme j'habitais le même hôtel, on m'appela, et je trouvai le sujet dans l'état suivant : Les membranes étaient déjà rompues, la dilatation du col était complète, et la tête commençait à franchir le col utérin, bientôt elle descendait dans l'excavation. Les douleurs se succèdent très-vite, et la tête se dégage spontanément par la vulve. L'exploration démontra que le cou était serré par deux tours du cordon. Comme le dégagement du cordon était impossible, je le coupai avec des ciseaux, et je tâchai de terminer l'accouchement.

Malheureusement l'évolution des épaules dura quelques minutes, et l'enfant vint asphyxié, très-anémique, violet ; les bruits du cœur s'affaiblissaient. J'appliquai en vain, pendant près de dix minutes, les remèdes habituels ; les bruits du cœur restaient à peine perceptibles. Je me décidai à appliquer la transfusion.

Comme personne ne voulait fournir son sang, je pris le sang du placenta de la mère, qui se délivra spontanément ; je le défibrinai avec un petit bout de baleine, et en injectai 30 grammes en deux reprises dans la veine ombilicale avec une seringue de verre, qu'on trouva dans une pharmacie voisine.

Immédiatement après l'injection, il se manifesta chez l'enfant des frissons et des contractions fibrillaires des muscles de la face, et en même temps l'enfant poussa un long soupir. Les pulsations du cœur devinrent plus fortes, et la respiration commença à fonctionner régulièrement. Après une nuit de sommeil, l'enfant prit volontiers le sein de sa mère.

On l'envoya ensuite en nourrice à Lucerne. Des renseignements que je reçus postérieurement, à plusieurs intervalles, m'annoncèrent que l'enfant se portait très-bien, et qu'il était devenu très-fort.

III. — *Transfusion pratiquée avec succès pour une hémorrhagie utérine.*

Madame S..., une femme délicate, âgée de vingt-six ans, qui avait eu déjà plusieurs fausses couches suivies de fortes métrorrhagies, était enceinte depuis quatre mois et demi. Le 27 août 1870, elle éprouva tout à coup de fortes coliques, et fut prise d'une hémorrhagie utérine abondante. Dans quelques heures, la perte devint de plus en plus alarmante, et la réduisit à un état désespéré.

Le docteur Gontier Saint-Martin employa le froid sur le ventre, des frictions des extrémités avec du vin chaud, et à l'intérieur de fortes doses d'opium et de carbonate d'ammoniaque. Malgré ce traitement, la figure était d'une pâleur cadavérique, les lèvres décolorées, les extrémités froides, la respiration lente et cessant par moments, le pouls à peine perceptible, tout le corps couvert d'une sueur visqueuse. Croyant qu'il fallait recourir ici à la transfusion, le docteur Gontier Saint-Martin me fit appeler, et me proposa de tenter l'opération.

A mon arrivée avec le confrère M. Meyer, qui voulait bien assister à l'opération, la malade était dans un état de syncope profonde, ne pouvant parler, et présentant tous les symptômes d'une mort prochaine. M. Gontier Saint-Martin pratiqua le tamponnement pendant que je faisais avec M. Meyer les préparatifs pour la transfusion.

Madame B..., la sœur de la malade, une femme robuste de trente ans, consentit à donner son sang, et on lui retira 350 grammes, qu'on reçut dans un récipient qui plongeait dans un vase rempli d'eau chauffé à 40 degrés. Le sang fut défibriné, filtré, et introduit dans l'appareil. Après qu'on eut bandé le bras droit de la malade comme pour une saignée, je mis la veine médiane à découvert, et tandis que M. Meyer tenait l'appareil, je fixai de la main gauche la veine, et enfonçai de la main droite le trocart et retirai le stylet. Au bout de quinze minutes, j'introduisis lentement 300 grammes de sang.

Après l'opération, il survint une amélioration subite. Le pouls devint plus fort et donna 88 ; la respiration fut plus régulière ; la malade ouvrit les yeux, et put répondre à toutes les questions qu'on lui posait. Elle se trouvait très-soulagée, et disait qu'elle avait senti une sensation de chaleur le long du bras vers la poitrine.

Quelques heures après, il se manifesta une grande agitation ; la malade avait soif, et sentait une chaleur douloureuse à la tête. Après avoir vomi une considérable quantité de glaires, l'agitation fut suivie d'un abattement général. Cependant elle put avaler une petite quantité d'eau rougie, et après elle s'endormit.

A partir de ce moment, l'amélioration se produisit sous tous les rapports. Le pouls était encore faible, mais régulier ; la respiration normale.

La malade put prendre un peu de bouillon tiède, et ne se plaignait que de maux de tête et d'une rétention d'urine. On retira le tampon, et tout de suite après la malade rendit une quantité considérable d'urine de bonne nature et qui la soulagea beaucoup.

La guérison, secondée par l'usage des toniques doux et d'un régime approprié, s'avançait peu à peu, lorsque des circonstances de famille et le siége prochain forcèrent M. S... de quitter Paris le 7 septembre.

Après trois mois d'inquiétude sur le sort de notre malade, par suite de l'absence de nouvelles, j'appris avec plaisir qu'elle avait écrit à une de ses parentes. Elle est complétement rétablie, et elle jouit actuellement d'une bonne santé.

IV

INDICATIONS THÉRAPEUTIQUES

Des observations précédentes nous pouvons conclure que la transfusion peut être employée dans un certain nombre de maladies que nous allons passer en revue.

Dans le cas d'anémie aiguë ou chronique, le remplacement direct du sang qui manque paraît être le remède le plus logique (1). De plus, dans les cas où la masse du sang est altérée par des causes pathologiques ou toxiques et mise dans un état compromettant pour l'organisme, et où il faut par conséquent opérer promptement une modification dans les fonctions vitales, il semble aussi logique de remplacer par la transfusion déplétliorique une partie du sang malade par une certaine quantité de sang sain, et, par là, améliorer essentiellement la masse du sang tout entière.

En tête des cas principaux où la transfusion doit être appliquée, nous citerons les hémorrhagies abondantes par suite de couches ou par causes traumatiques et néoplastiques. L'avortement, l'insertion vicieuse du placenta, l'accouchement laborieux, la contraction insuffisante de l'utérus, les déchirures profondes de l'orifice de l'utérus, du vagin ou de la vulve, tous ces accidents n'amènent que trop souvent des hémorrhagies mortelles. Il est vrai que dans beaucoup de cas, après la cessation de l'hémorrhagie, on peut, par les excitants et un régime tonique convenable, sauver la vie de la malade, mais il arrive souvent aussi que, par suite de l'impossibilité où est celle-ci d'avaler les aliments et les remèdes, ou de les garder, à cause des vomisse-

(1) Voyez les *Archives de physiologie*, numéros de janvier et de mai 1870.

ments, on doit renoncer à tout espoir de réparer la perte par les voies normales, et de ranimer l'activité vitale. C'est alors que la transfusion offre le moyen d'introduire directement dans la circulation ce même liquide vivifiant que la digestion fournit aux organes pendant l'état normal. Nous avons rapporté assez d'exemples où ce système a été d'un secours prompt et efficace.

La transfusion peut aussi amener un résultat favorable dans les hémorrhagies après une opération chirurgicale, dans l'hémoptysie épuisante, dans les hémorrhagies de l'estomac et des intestins, quand la syncope a commencé ou va en augmentant et qu'il y a danger visible de mort.

Dans les cas où l'activité des organes de la digestion est affaiblie ou tout à fait suspendue par le rétrécissement de l'œsophage ou le tétanos, ou l'hydrophobie, on peut aussi, par la transfusion, soutenir le malade jusqu'au rétablissement normal des fonctions de la nutrition (1).

Dans l'asphyxie des nouveau-nés, où les remèdes ordinaires nous font tout à fait défaut, la transfusion mérite surtout d'être prise en considération. J'ai moi-même eu le bonheur de réussir dans un cas et de ramener subitement à la vie, par la transfusion de 30 grammes de sang défibriné, un nouveau-né asphyxié. A propos de ce cas, je veux signaler un fait important : c'est qu'on peut très-bien se servir du sang du placenta de la mère après l'avoir convenablement défibriné et filtré. On injecte dans la veine ombilicale,

(1) Neudörfer recommande dans des cas pareils un liquide spécial d'infusion, composé d'albumine de Lieberkühn, de glycérine et de carbonate de soude. D'après ce que rapporte Neudörfer, Richardson a conservé pendant quelques semaines la vie à un singe privé de toute nourriture, seulement par l'injection quotidienne de ce liquide. Mais il est nécessaire d'établir plus positivement, par des expériences ultérieures, la possibilité de pratiquer avec succès de pareilles injections.

le plus près possible de l'anneau ombilical, 10 à 15 grammes à plusieurs reprises, après avoir préalablement laissé couler un peu de sang par les artères ombilicales.

Après les heureuses expériences de Kühne sur des animaux empoisonnés par l'oxyde de carbone, on a essayé d'introduire dans la pratique médicale l'usage de la transfusion dans des cas d'empoisonnement aigu.

Eulenburg et Landois recommandent, dans le cas où la substance toxique a pénétré dans le sang et menace la vie sans qu'on connaisse d'antidote, de remplacer, au moyen de la transfusion, le sang empoisonné par du sang normal. Par là, sans changer la masse du sang tout entière, on peut cependant, en répétant la transfusion déplétlorique, diminuer de beaucoup la quantité de poison, et ainsi en atténuer les effets délétères. Ces physiologistes ont constaté sur les animaux l'efficacité de la transfusion déplétlorique dans l'empoisonnement par l'acide carbonique, l'oxyde de carbone, le chloroforme et l'éther, l'opium, la morphine, et la strychnine. A dose non mortelle, ils ont considérablement abrégé la durée de la période d'intoxication et diminué l'intensité des symptômes, et à dose même mortelle ils ont pu conserver la vie et l'intégrité de toutes les fonctions (1).

Jusqu'à présent on n'a expérimenté sur l'homme que dans des cas d'empoisonnement par l'oxyde de carbone, et deux fois l'épreuve, tentée par Badt et Martin et par Uterhart, a été suivie de succès. Du reste, dans ce cas, la prescription de la transfusion est tout à fait rationnelle. Friedberg (2) prétend que, dans l'empoisonnement par l'oxyde de carbone, quoique la respiration et la circulation ne

(1) Eulenburg und Landois, *Die Transfusion des Blutes*. Berlin, 1866, p. 71.

(2) Friedberg, *Die Vergiftung durch Kohlendunst*. Berlin, 1866, p. 162 et 163.

soient pas arrêtées, il peut survenir, et d'une façon continue, des accidents graves, tels que la perte de connaissance et des convulsions, accidents capables d'entraîner la mort. Dans des cas semblables, les fonctions normales ne suffisent pas à éliminer du sang l'oxyde de carbone; on peut donc penser avec raison qu'il est bon de remplacer une partie du sang empoisonné par du sang sain. Les données qui servent à poser un pronostic dans le cas d'empoisonnement par l'oxyde de carbone sont trop incertaines au début pour qu'on puisse prendre sur soi la responsabilité d'attendre. En effet, l'étourdissement, ou tout autre grave symptôme d'empoisonnement, peut, tout en résistant longtemps à la thérapeutique ordinaire, se terminer aussi bien par la guérison que par la mort. Ainsi donc si tous les symptômes menaçants de l'empoisonnement par l'oxyde de carbone résistent aux remèdes révivifiants ordinaires, il faut sans plus tarder avoir recours à la transfusion dépléthorique comme le seul remède dans lequel on puisse alors avoir confiance.

Par des expériences sur des animaux faites devant une commission de l'Académie de médecine de Paris, j'ai prouvé qu'on peut se servir avec succès de la transfusion du sang dans l'empoisonnement par le gaz d'éclairage.

Eulenburg et Landois citent encore l'empoisonnement par l'hydrogène sulfuré contre lequel ils recommandent la transfusion du sang. D'après Liebig, il s'opère dans ce cas, sous l'influence du gaz hydrogène sulfuré, entre l'oxyde de fer des globules rouges du sang et le soufre, une combinaison qui forme du sulfure de fer; d'où résulte la suppression de l'activité respiratoire du sang. Comme dans cet empoisonnement on ne connaît aucun remède capable de dissoudre cette combinaison sulfurée, la transfusion dépléthorique peut seule agir en substituant du sang normal à ce sang rendu, par la présence du soufre, incapable d'être hématosé. Le curage des égouts et les vidanges peuvent souvent fournir l'occasion de recourir à la transfusion (1).

Dans l'anémie chronique, produite petit à petit par des hémorrhagies répétées, par de longues et abondantes suppurations; dans les maladies dyscrasiques, comme le scorbut et la maladie de Werlhof, les chances de succès sont moindres. Dans ces cas, il peut y avoir, ou affaiblissement des fonctions digestives et diarrhée opiniâtre, ou hydropisie des plèvres, du péricarde, ou œdème des poumons; la thérapeutique ordinaire est presque toujours impuissante à combattre ces symptômes. C'est alors qu'on peut essayer l'emploi de la transfusion répétée pour combattre ces symptômes, surtout quand le quinquina et le fer ne peuvent être supportés par le malade.

Dans un cas d'épilepsie, le professeur de Nussbaum a appliqué la transfusion avec un succès complet. Nous connaissons encore un cas de Brown (n° 50), où un accès d'épilepsie s'étant produit pendant l'accouchement, il a cessé immédiatement après la transfusion. On doit donc à juste raison essayer de ce système en pareille circonstance.

Dans l'intoxication urémique, la transfusion s'est aussi montrée salutaire. Un cas où l'on peut surtout obtenir un effet complet, c'est celui où la cause de l'urémie est souvent mécanique et passagère, comme dans l'éclampsie puerpérale. Les symptômes de l'éclampsie grave, c'est-à-dire la perte complète de connaissance et de sensibilité, l'anesthésie de la conjonctive, la dilatation des pupilles, la respiration stertoreuse et cessant même parfois tout à fait, le trismus, l'extension tétanique de tout le corps, les contractions convulsives des bras et de la face, tout cela pré-

(1) Eulenburg und Landois, *loc. cit.*, p. 68.

sente une telle analogie avec les symptômes de l'empoisonnement par l'oxyde de carbone, que l'on peut présumer que, dans ce cas, il se trouve aussi dans le sang un excès d'acide carbonique et une insuffisance d'oxygène. La transfusion déplélhorique semble être ici le remède le plus convenable pour amener un changement prompt et favorable. Nous avons donné précédemment une description détaillée d'un cas d'éclampsie guérie par la transfusion.

Le professeur Lucke, de Berne, recommande la transfusion dans la septicémie, en s'appuyant sur des considérations théoriques. Le peu de succès obtenu de la transfusion sur l'homme dans le cas de pyohémie ne doit pas cependant faire renoncer à tout espoir d'en tirer un bon parti en pareille circonstance. Je m'appuierai pour cela sur les expériences que j'ai faites sur des animaux que j'avais mis dans un état analogue par l'infection putride.

Pour pratiquer la transfusion, surtout dans les cas d'hémorrhagie, on ne doit pas attendre jusqu'au dernier moment, par exemple jusqu'à la cessation de la respiration. Si l'anémie est arrivée à un haut degré avec les signes d'une mort prochaine : décoloration, refroidissement des extrémités, pouls petit et presque imperceptible, défaillance, on doit s'empresser de faire l'opération. Quand même la guérison aurait été obtenue dans des cas où se présentaient déjà tous ces désordres, il survient quelquefois, par suite du manque de sang même pendant un court espace de temps, des troubles du système nerveux qui peuvent produire des effets irréparables. Le salut est toujours d'autant plus douteux, que les forces actives de la vie sont plus entravées ou altérées.

Quant à la question de savoir si l'on doit pratiquer la transfusion avant la cessation de l'hémorrhagie, nous pensons que, surtout dans l'hémorrhagie traumatique, il faut attendre que celle-ci ait cessé. Lorsque les grands vaisseaux sont rompus, il faut les fermer par la ligature, et lorsqu'on ne peut le faire parce qu'ils sont profonds, il faut attendre la formation et la consolidation du caillot; car sans cela celui-ci pourrait être enlevé par le flux du sang transfusé, et l'hémorrhagie recommencerait.

Dans les hémorrhagies qui surviennent après l'accouchement, au contraire, la transfusion n'empêche pas l'emploi des hémostatiques, et, de plus, elle augmente et rétablit la contractilité des fibres musculaires de l'utérus et hâte par conséquent la cessation de l'hémorrhagie. En conséquence, il est indiqué, pendant ce temps, de mettre en usage tous les moyens capables de contribuer à arrêter l'hémorrhagie. Dans notre tableau il y a deux cas (n°s 16 et 17) où l'hémorrhagie a cessé après la transfusion.

En même temps que la transfusion, on ne doit pas négliger d'ordonner d'autres excitants; on peut donner du vin ou de l'eau-de-vie, même à haute dose, si le malade peut les supporter. De même, dans le cas de cessation de la respiration, on emploiera, concurremment avec la transfusion, la respiration artificielle.

Dans les empoisonnements, on doit aussi avoir recours aux antidotes reconnus et aux autres remèdes révivifiants.

Quant à la quantité que l'on doit injecter, il faut, dans le cas d'hémorrhagie, restituer autant que possible le sang perdu, et, en pareille circonstance, ainsi qu'après des déplétions préalables, on peut injecter même jusqu'à 400 grammes. On peut employer sans inconvénient le sang de plusieurs personnes. Dans d'autres cas qui ne présentent pas de danger imminent, nous pensons que la quantité la plus convenable est 150 à 200 grammes. Si cela ne suffisait pas, on peut répéter la transfusion au bout de quelques jours, en la pratiquant à l'autre bras du malade.

La plaie du bras doit être pansée comme après une saignée. L'inflammation qui survient quelquefois disparaît promptement sous l'influence du traitement antiphlogistique.

Devant les succès obtenus par la transfusion dans les maladies que nous venons de passer en revue, on se demande pourquoi cette opération a été si rarement mise en pratique en France.

La réponse à cette question est simple et facile. Cela tient à ce que la plupart des praticiens sont peu familiarisés avec les détails de cette opération; la plupart ne l'ont même pas vu pratiquer sur des animaux et ne la regardent qu'avec un sentiment d'incrédulité.

Ceux mêmes qui sont convaincus de son efficacité n'ont pas sous la main, au moment voulu, les instruments nécessaires, et alors renoncent à la pratiquer, ou s'ils la font, c'est toujours avec un mauvais appareil improvisé.

En invitant nos confrères à étudier l'opération dans tous ses détails et à se procurer les appareils convenables, nous terminerons ce mémoire par les paroles suivantes de notre maître Bischoff :

« Il serait à désirer que les nouvelles expériences sur les » propriétés du sang, ainsi que sur la transfusion, servissent » d'encouragement à ne pas perdre de vue cet important » mode de traitement, qui, dans des cas donnés, est le seul » qui puisse sauver la vie. »

V

PIÈCES JUSTIFICATIVES

Lettre de M. H. Helmholtz, professeur de physiologie à l'université de Heidelberg, à M. A. Wurtz, doyen de la Faculté de médecine de Paris.

« Monsieur et honorable collègue,

» Un jeune médecin polonais, le docteur de Belina, qui s'est occupé » longtemps dans mon laboratoire de la question de la transfusion du » sang, et qui, comme je le crois, a perfectionné essentiellement la mé- » thode en remplaçant les seringues grossières des fabricants d'instru- » ments de chirurgie par un appareil approprié à toutes les exigences » physiologiques, m'a prié de lui servir d'introducteur auprès de vous, et » je puis certifier ici qu'il a poursuivi son but scientifique avec une » grande ardeur, et que ses efforts ont été couronnés du meilleur succès.

» Peut-être pouvez-vous le recommander aux autorités médicales com- » pétentes, pour qu'on lui donne l'occasion, dans un des hôpitaux de » Paris, de démontrer sa méthode et de la mettre en pratique.

» Veuillez agréer, Monsieur, l'expression de mes sentiments tout » dévoués.

» *Signé* H. HELMHOLTZ.

» Heidelberg, le 20 janvier 1869. »

Certificat de la Commission de l'Académie de médecine de Paris.

ACADÉMIE IMPÉRIALE DE MÉDECINE DE PARIS.

« Les soussignés, membres de l'Académie de médecine, certifient
» qu'ils ont assisté, en qualité de Commission de l'Académie, aux expé-
» riences de transfusion du sang faites par M. le docteur de Belina, à
» l'aide de l'appareil dont il est l'inventeur ; que ces expériences ont
» parfaitement réussi, et que l'appareil nous paraît de nature à rendre
» des services dans le traitement des anémies consécutives aux hémor-
» rhagies.

» *Signé* P. BROCA, Jules BÉCLARD.

» Paris, le 18 juillet 1870. »

TABLE DES MATIÈRES

Paris. — Imprimerie de E. MARTINET, rue Mignon, 2. — [127]

www.ingramcontent.com/pod-product-compliance
Ingram Content Group UK Ltd.
Pitfield, Milton Keynes, MK11 3LW, UK
UKHW021009200726
13857UKWH00004B/1368

9 782012 938946